TRAITTÉ DE LA AGUETTE

OU

ARECHERCHE des veritables usages ausquels elle convient,

ur la découverte des Voleurs, des Meurtriers, sur la terre & sur les eaux, des bornes, des tresors, des vipes, des corps noyez, & de plusieurs autres experiences tres-curieuses contenuës dans cet Ouvrage.

XTRAIT DU MERCURE.

Troisiéme Edition augmentée.

LYON,

ez THOM S AMAULRI, ruë Merciere, au Mercure.

ET

ez JAQUES GUERRIER, ruë Neuve.

M. DC. XC III.

TRAITTÉ DE LA AGUETTE

OU

LA RECHERCHE

des veritables usages ausquels elle convient,

Pour la découverte des Voleurs, des Meurtriers, sur la terre & sur les eaux, des bornes, des tresors, des vipes, des corps noyez, & de plusieurs autres experiences tres-curieuses contennuës dans cet Ouvrage.

EXTRAIT DU MERCURE.

Troisiéme Edition augmentée.

LYON,

chez THOMAS AMAULRI, ruë Merciere, au Mercure.

ET

chez JAQUES GUERRIER, ruë Neuve.

M. DC. XC III.

AVERTISSEMENT DU LIBRAIRE AU LECTEUR.

LE Traitté de la fameuse Baguette, composé par M. Panthot Conseiller & Medecin ordinaire du Roy, Doyen du College des Medecins de Lyon, mis dans le Mercure d'Octobre dernier avec eloge, est demandé tous les jours de tant de parts, & d'un si grand nombre de Curieux & de Sçavans, qui le souhaitent avec empressement, que je n'ay pû me diſpenſer pour la ſatisfaction du Public & pour ne pas déſapareiller les Mercures aſſortis, de le réimprimer ſeparément, afin de donner le moyen à tous ceux, qui le démandent de ſatisfaire leur curioſité, ſur un Ouvrage, qui a plû generalement à tout le mende.

Mirabilia naturæ quis novit, quis arcana ſcrutatus eſt? Plin.

LETTRE
DE
M. PANTHOT,
CONSEILLER
& Medecin du Roy, Doien du College des Medecins de Lyon.

E'CRITE

A MESSIRE

ANTOINE DAQUIN,
CONSEILLER DU ROY en tous ses Conseils, & son Premier Medecin.

Sur un Assassinat des plus énormes, commis à Lyon le 5. Iuillet 1692. & les moyens que l'on a pris, pour en découvrir les Autheurs.

Unus Cato est mihi, pro centum millibus. *Cicero.*

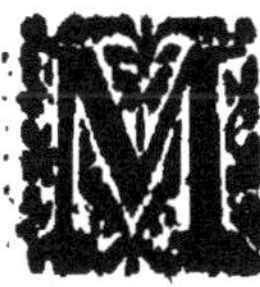

ONSIER,

VOUS serez sans doute

ſurpris d'apprendre que dans Lyon, la Ville du Monde aprés Paris, la plus frequentée, trois fameux voleurs ayent ozé prendre la reſolution d'égorger un pauvre Vendeur de Vin, & ſa Femme, dans la penſée qu'ils avoient de trouver chez ces bonnes gens, une ſomme conſiderable du provenu de leur vente.

Mais vous ſerez bien plus ſurpris, lorſque vous ſçaurez les voyes incomprehenſibles, & inoüies, que l'on a pris pour decouvrir les Autheurs de cet Aſſaſinat; vous avoüerés, Monſieur, ſur tant de circonſtances, ſi particulieres, que les Siecles paſſez, n'ont rien vû de ſemblable, & que toute la Philoſophie n'a jamais trouvé de plus grandes difficultez, que celles, que vous remarquerez dans cette Relation.

Ces malheureux reſolus d'executer leur dessein, choisirent le cinquiéme du mois de Juillet dernier, & à dix heures du soir, ils allerent dans le cabaret faire lever l'Hôte & l'Hôtesse, feignants de vouloir acheter une grande quantité de Vin, & leur presenterent une Bouteille d'une grosseur extraordinaire; cet artifice les obligea, pour ne pas échaper l'occasion d'un petit profit, de descendre a la Cave, où ces Meurtriers les suivirent, & les Assassinerent à coups de Serpes qu'ils avoient volé ce même jour.

Le bruit d'un si grand crime s'étant répandu dans la Ville, on ne pensa qu'à chercher les voïes, & les manieres les plus seûres de trouver les Autheurs d'une action aussi cruelle; & parceque les perquisitions de Monsieur le Lieutenant Criminel, & de Monsieur le Procureur du Roy étoient inutiles (quoy qu'on ne puiſſe rien ajoûter à leur penetration, & à l'exactitude avec laquelle ils rempliſſent ſi dignement le devoir de leurs charges) un particulier s'aviſa huit jours aprés l'aſſaſſinat commis, par un excés de tendreſſe, qui lui reſtoit pour ces pauvres gens, de faire venir dans cette Ville un païſan de S. Veran prés S. Marcellin en Dauphiné, nommé Jacques Aymar Vernay, qui eſt en grande reputation de trouver les Eaux, les bornes, les Limites fauſſes, où veritables, l'Or, l'Argent, le Linge, & toutes les autres Nipes cachées en quelque part qu'elles puiſſent être: de plus les Corps aſſaſſinez, enterrez, les meurtriers, & les voleurs, avec le même bâton dont il ſe ſert pour les eaux, ou tel autre qu'on lui veut remettre.

Pour cet effet le Païſan étant arrivé, comme le fondement de ſon Art eſt de commencer par le lieu, ou l'on a commis le crime, il fut auſſi-tôt conduit à la Cave en preſence de Monſieur le Lieutenant Criminel, & de Monſieur le Procureur du Roi, ou il reconnut d'abord avec ſon bâton les places, & les endroits, où les deux Corps avoient été aſſaſſinez.

Enſuite le bâton par ſon mouvement le conduiſit dans la boutique, ou le vol avoit été fait, aprés dans toutes les ruës, & les lieux où ils avoient paſſé, & s'étoient repoſez. Finalement cette premiere perquiſition ſe termina à la porte de la Ville du pont du Rhone, qui étoit fermée, car il étoit prés de minuit, & la partie fut remiſe au lendemain.

Le jour ſuivant, comme l'on étoit convenu, à l'ouverture des portes, on reprit le chemin indiqué par le bâton, qui conduiſit le

Païſan, & ceux qui l'accompagnoiēt hors de la ville, & ſur le bord du Rhone, dans la maiſon d'un Iardinier, où les Aſſaſſins s'étoient repoſez. l'on ſçeut par les enfans de ce Iardinier, & par pluſieurs autres perſonnes, que trois hommes ſoupçonnez d'être les Meurtriers, avoïent pris ce chemin depuis huit jours, à ſix heures du matin. Sur ce rapport, aïant reconnus, que le bâton indiquoit fort juſte, ils reſolurent de les pourſuivre auſſi loin qu'il leur ſeroit poſſible.

Ce deſſein fut executé ſur le champ; mais parceque ces Miſerables craignoient d'être ſurpris, & decouverts, pour embarraſſer tous ceux, qui pouvoient les chercher, ils reſolurent à une lieüe de Lyon de ſe jetter dans un bateau, qu'ils volerent au bord du Rhone, pour deſcendre au Camp de Sablon en Dauphiné, où ils furent ſuivis exactement à la piſte par terre, & par eau, & enfin ce qui eſt admirable, indiquez par le bâton, & reconnus.

Il n'étoit donc plus queſtion, que de les arrêter, ce qu'on n'oſa entreprendre ſans avoir des Ordres par écrit dans un camp; qui eſt une eſpece d'aſile, où les pourſuites n'auroient ſervi, qu'à faire gare à ces Meurtriers. Ce manquement obligea un des plus zelés de l'éſcorte de venir en diligence à Lyon, pour reparer cette faute, & ſe munir des pouvoirs neceſſaires à l'execution de ce deſſein, qui tenoit toute la Ville, & toute la Province dans une impatience extreme.

Le Courier arriva, & partit le même jour avec ſes ordres, & quoy qu'il retournât le plus promptement, qui luy fut poſſible, il n'arriva pas assés tôt. Car ils étoiét partis, & avoïent pris le chemin de Beaucaire, où la Foire les attiroit. Ils y furent suivis si ponctuellement que le maître du bâton avec sa compagnie alloit chaque jour dîner & coucher, où ils avoïent passez, quoy qu'ils s'éloignassent du grand chemin, il y reconnoissoit toûjours, & sans se manquer le lit, la table, la chaise, la bouteille, le verre, le plat l'assiéte, & tout ce qui leur avoit servi, Au grand étonnement de ceux qui l'escortoient.

Lorsqu'ils furent arrivez à Beaucaire, d'abord ils parcoururent toutes les rües, & le mouvement du bâton leur indiqua une maison, que l'on reconnut étre la prison, le maître du bâton voulut entrer & assura que ceux, qu'il cherchoit étoient enfermé, En effet il y entra & sur quinze prisonniers, qui luy furent presentez il découvrit un petit Bossu veritablement complice de ce Meurtre comme il l'a avoüé depuis.

On chercha inutilement les autres, qui avoient pris le chemin de Nismes, ainsi que le bâton l'indiquoit, mais le Païsan étant tombé malade, & ne pouvant plus marcher, car pour reüssir il faut aller à pied, & mettre le pied sur les vestiges des Meurtriers, des voleurs, & de tout ce que l'on cherche, si bien que l'on fut contraint de se contenter du Bossu, & revenir à Lyon.

Ce qui merite d'être observé, est qu'à leur retour le Bossu avoüa, que dans la route, lui, & ses complices avoïent passez, & Logez dans tous les lieux, que le bâton avoit indiqué, & qu'on ne pouvoit les suivre plus exactement. Pour s'en éclaircir, on entra par tout ; & l'on apprit, que le maître du bâton avoit dit la verité, & que le Bossu trouvé par son industrie, étoit l'un des complices comme il l'a declaré depuis.

Le retour du Bossu, & son interrogatoire par lequel il s'est declaré complice de cet Assassinat, & toutes les autres particularitez, conformes à l'Indiquation du bâton, ont jetté tout le monde dans un étonnement, & dans une admiration universelle Ce qu'il a fait de plus en ce païs pour les voleurs, ne laisse aucun lieu de douter, que son art, où son talent ne soit certain, merveilleux, immanquable, & impenetrable, comme vous verrés mieux dans la suite.

Tout cela m'a paru si extraordinaire, & si digne de la curiosité des sçavans, particulierement d'un homme de vôtre penetration, que j'ay reçû l'ordre que vous me donnez de vous envoyer une Relation de toute cette Histoire, avec beaucoup de plaisir, par celuy que je me fais de vous obeïr, & de meriter quelque chose auprés de vous, & afin de mieux réüssir dans ce dessein, j'ay pris un tres-grand soin de questionner l'homme du bâton, je l'ay suivi dans tous les endroits, où j'ay crû pouvoir mieux observer sa conduite, & tirer de lui tout l'éclaircissement, que je pouvois souhaiter pour ne rien obmetrre. *Te duce tutus ero. Claud.*

Comme il est important de prendre cette affaire dans son principe, nous commençames par la Cave dans laquelle on a commis ce meurtre, où l'homme du bâton craignoit d'entrer, parce qu'il souffre de agitations violentes, qui le saisissent quand il fait operer le bâton sur la place, où les corps ont été aſſaſſinez.

A l'entrée de la cave on me remit le bâton entre les mains, que le maître prit ſoin de diſpoſer de la maniere la plus convenable à ſon operation, je paſſay, & repaſſay ſur les lieux, ou l'on avoit trouvé les cadavres, le bâton fut immobile, & je ne reſſentis aucune agitation. Une perſonne de conſideration, & de merite, qui étoit avec nous prit le bâton aprés moy, il fit quelque mouvement entre ſes mains, & ſe ſentit interieurement agité; Enſuite le maître du bâton le porta ſur tous ces mêmes lieux, & il tourna ſi fortement, que le bâton étoit plus prêt à rompre qu'à s'arrêter,

Ce Paiſan quitta d'abord la compagnie pour tomber en defaillance, à ſon ordinaire, je le ſuivis, il eſt vrai qu'il pâlit beaucoup, il ſua, & eut le poulx extremement agité

agité pendant un quart d'heure, & le mal fut si considerable, que l'on fut contraint de lui jetter de l'eau sur le visage, & de luy en donner à boire pour le remettre.

Au sortir de ce lieu nous allames chez Monsieur le Procureur du Roi, où nous vîmes le mouvement du bâton sur la Serpe, qui a fait le coup, preferablement à plusieurs autres, avec lesquelles on l'avoit melée. le bâton fit encore quelque mouvement entre les mains de la personne de consideration, qui l'avoit éprouvé dans la cave, & il n'eut aucun effet pour moy.

Nous terminames enfin nos experiences dans la prison, ou le criminel ayant été presenté à l'homme du bâton, & l'ayant touché avec le bout du pied, il tourna avec une grande vitesse, jusqu'à ce qu'il l'eut quitté, pour le remettre à d'autres ausquels il ne donna aucun signe.

Toutes ces experiences particulieres ont fait une si grande impression sur l'esprit des puissances, que voyant cet homme du bâton disposé à retourner sur ses pas, pour chercher les deux autres complices, ils lui ont permis d'aller avec bonne escorte au lieu, où il a cessé de les poursuivre, sans perdre tems. Il est enfin retourné à Beaucaire, pour reprendre la piste des meurtriers à l'endroit où il avoit cessé de les poursuivre, & parce qu'il êtoit important de s'informer du Geolier, il apprit qu'un des Meurtriers à lui inconnu êtoit venu lui demander des nouvelles du Bossu.

Ce miserable tomba dans un grand étonnement, quand il sçût qu'un homme bien escorté l'avoit suivi avec deux autres complices d'un horrible assassinat, commis par eux, depuis Lion, qui est le lieu du delict, jusqu'à Beaucaire par le moyen d'un bâton misterieux, qui les avoit decouvert au camp de Sablon, & indiqué la prison de cette Ville, où parmy quinze prisonniers le Bossu avoit esté reconnu avec le bâton, comme l'un des Autheurs de ce meurtre, ensuite traduit à Lyon.

Cet avis donna l'épouvante à ces meurtriers, & les obligea de se tenir à l'écart, autant qu'ils se pourroient, craignant d'estre surpris, comme ils l'avoient failli au Camp de Sablon; c'est pourquoy aprés avoir roulé dans la Provence en plusieurs endroits avec une extreme crainte, ils prirent la resolution d'aller à Toulon, à dessein de s'y embarquer pour Genes, afin de sortir du Royaume, & de se mettre à couvert des poursuites du bâton, dont le Geolier de Beaucaire en avoit fait recit à l'un d'eux sans le connoître.

Cependant le maître du bâton les suivoit, autant que sa santé le pouvoit permettre, laquelle en étoit fort alterée, car si tôt qu'il approchoit ces malheureux de huit ou dix lieux, il tomboit de tems, en tems, en de si grandes defaillances, qu'il étoit obligé de s'arréter pour se remettre, ce qui est encore inexpliquable, & qui surpasse le raisonnement.

Ce retardement fut cause qu'il manqua ces meurtriers de sept heures, c'est pourquoy à son arrivée dans Toulon, empressé de les trouver, le bâton le conduisit au bord de la Mer, où pour épreuver sa vertu le maître du bâton entra dans une chaloupe, & les poursuivit plus de vingt cinq lieües, jusques sur les côtes de Genes, par le mouvement du bâton, qui indiquoit aussi bien la piste sur Mer, que sur Terre.

On découvrit qu'ils avoient pris terre en trois Ports differens, & l'on trouva toûjours les endroits ou ils avoient beu, où reposé ce qui fut reconnu par tous les Hôtes, chez lesquels ils avoient logé, il demãda même étant de retour à ceux qui sont ordinairement sur le Port, s'ils n'avoient pas vû deux hommes, comme ils les depeignoit, ils étoient si bien connus pour fameux voleurs, bannis à perpetuité, qu'on luy repondit, qu'ils s'étoient embarquez pour Genes le même jour, & tout ce monde loüoit le Seigneur de ce qu'ils avoient pris ce chemin, dans la pensée, que leur fuite en delivreroit le païs.

On ne peut exprimer toutes les ruses, qu'ils ont mis en

uſage, pour cacher leur marche, par les chemins de traverſe, & pour éviter la pourſuite du bâton, dont ils avoient appris la vertu à Beaucaire; il eſt arrivé dans ce dernier voyage des circonſtances ſurprenantes, que je ne rapporte pas, ayant aſſez parlé des effets merveilleux du bâton, dont l'hiſtoire finit au bord de la Mer.

C'eſt pourqu'oy le maître du bâton, & ſa compagnie, jugeant bien qu'il étoit inutile de pouſſer plus loin leur recherche, ils ſont revenus à Lyon, & l'on a fait le procés au Boſſu, nommé Joſeph Arnoud de Toulon, lequel ayant eſté deüement atteint & convaincu d'eſtre l'un des principaux cõplices de ce meurtre, pour reparation de ſon crime a eſté condamné d'être roüé tout vif, & d'expirer ſur la roüe, ce qui a été executé le 30. Aouſt, 1692.

Les reflexions que le maistre du baton a fait sur ce Bossu executé meritent d'être sçuës. Il a toûjours soutenu, que le Bossu étoit le plus criminel des trois, parce qu'au premier voyage, qu'il a fait à Beau caire, quand il marchoit sur la piste des trois assassins, il ressentoit toûjours, que le bâton tournoit avec plus de vehemence pour l'un de ces trois, & qu'il lui faisoit plus de peine, que les deux autres.

Lors qu'on traduisoit ce Bossu, le maître du bâton a dit plusieurs fois, que dans la route il tomboit en defaillance, quand il suivoit le criminel, & que pour éviter ce mal, il étoit contraint de passer premier, & de s'éloigner de luy: cette circonstance a esté confirmée par ceux, qui l'escortoient, & la mesme incommodité lui a fait dire tres-souvent, que le Bossu étoit le plus coupable.

Aprés qu'il a esté traduit à Lion & que le maître du bâton est retourné à Beaucaire. dans la resolution de poursuivre les deux autres meurtriers, il a avoüé, qu'il ne ressentoit pas ce Mouvement si violent, depuis que le bossu n'y estoit plus ; ce qui l'a obligé de persister dans le sentiment de croire, qu'il avoit plus de part au meurtre que les autres.

Ce Bossu dans le testament de mort a confirmée le iugement, qu'en a touiours fait le maistre du bâton, il a declaré qu'il estoit le principal Autheur de ce meurtre, & qu'il avoit attiré les deux autres dans cette maison, pour assassiner ces pauvres gens, & les voler ensuite.

Quaud on luy reprochoit son humeur cruelle & barbare qui l'avoit porté à commettre un crime si effroyable, il avoüoit hautement qu'il s'estoit endurci le cœur au sang, & au carnage, pendant qu'il servoit un Corsaire. Cet inhumain (disoit-il) faisoit ecorcher tout vif & couper en petits morceaux ceux, qui le fâchoient ; ce Bossu s'estoit aide plusieurs fois à ces executions, & cette horrible habitude l'avoit accoûtumez au carnage, & rendu capable de faire de tels assassinats.

On aura peine à croire, que pour marque infaillible de sa malheureuse destinée, & des mauvaises suites de son étoile, qui l'inclinoit à perir d'une fin si tragique, il avoit dans la main gauche une roüe bien figurée, & une croix de S. André par dessus; enfin depuis qu'il a declaré son crime, & qu'il est mort, le bâton n'a plus deffet sur les lieux, où il avoit tourné pour luy. Cet enigme est encore un grand sujet de philosopher aux beaux eſprits.

Aſtres marqués de ſang, qui du
haut des tenebres,
Montres aux malheureux vos
lumieres funebres,
Fiers arbitres du ſort, qui d'un
oeil irrité,
Vites le noir moment de ma nati-
vité.
Balſac

REFLEXIONS

multa ſunt quæ novitate percellunt, quibus tamen temere derogatur fides. Pline

Voilà l'effet merveilleux du bâton, qui a mis tant d'eſprits à la gêne, pour en connoiſtre les cauſes, & qui a fait raiſonner ſi differemment les ſçavans, que pluſieurs ſurpris de la nouveauté, & de la difficulté de penetrer en tant de productions ſi obſcures, croient, que tous ces phenomenes proviennent des cauſes ſurnaturelles, & qu'ils ne peuvent arriver sans magie.

D'autres plus naturalistes, moins scrupuleux, & plus attachez aux sentimens de la nouvelle philosophie, attribuent la cause de ces prodiges au flux continuel des corpuscules differemment figurés, & par cette raison capables d'agir si diversement, suivant les differentes textures, & les compositions de corps, qui les reçoivent.

Il est important pour éclaircir cette question de convenir, que les corpuscules sont divisez en fixes & en volatils; les volatils sont d'une nature subtile & tenüe, disposez à se repandre incessãment lorsqu'ils se rencontrent dans un sujet, qui ne resiste pas à leur action, ces esprits font les unions, & les divisions, les simpathies, & les antipathies, suivant qu'ils affectent agreablement, ou violemmment les ſujets,ſur leſquels ils ſe repandent ; & les ſimpathiquesen cet état,font autant ſouffrir par leur éloignement,que les Antipathiques par leur approche;c'eſt auſſi de là que naiſſent tant de changemens en toute la nature dans la ſanté,dans la maladie, & dans toutes les autres cauſes, qui nous affectenr inceſſamment.

Les fixes ſont ainſi nommez parce qu'ils ſont d'une nature moins propre au mouvement,ou plus attachez aux ſujets, & aux parties qu'ils compoſent. C'eſt pourquoy ils ne peuvent entrer en mouvement, s'ils ne ſont aidez par une autre cauſe extremement active, qui les detache, & les exalte,autant qu'il eſt uéceſſaire pour les exciter Suppoſé ces principes,qui ſont veritables; il ſemble que l'on a trouvé d'abord, le ſiſteme infaillible,& le moyen aſſuré de penetrer netter dans toutes ces Enigmes, elles ſont en effet ſi obſcures, qu'il n'eſt point de Sçavant, aprés les avoir examiné, qui ne les juge impenetrables.

Toute la Philoſophie convient, que les particules volatiles, & les fixes, comme toutes les autres cauſes naturelles, ont une durée, & une ſphere d'activité, ou un certain eſpace dans lequel à même tems qu'elles s'éloignent de leur principe, elles s'affoibliſſent, leur vertu s'éteint, & perit entierement au terme de leur durée, & aux dernieres parties de la Sphere, dans laquelle elles ſont limitées.

On voit tout le contraire en cette occaſion, parce que le bâton agit également ſur les eaux, & ſur la terre, où la cauſe, qui le fait mouvoir n'a point de limites dans ſa durée, ni dans l'étenduë de ſon action. N'eſt-il pas incomprehensible, ou plutôt impossible de concevoir, comme ces corpuscules, & ces esprits peuvent subsister, qui marquent les vestiges des meurtriers, ou des voleurs sur les eaux, qui coulent toûjours, où l'air est incessammeut agité par les vents.

Ils sont aussi facilement dissipés sur la terre par les mêmes vents, par les pluyes, & par le passage continuel des autres corps, qui laissent une impression nouvelle, laquelle efface la premiere, & change le terrain, c'est pourquoy ils sont sans effet.

Comme peuvent-ils donc subsister, & agir si long-temps, sans que les alterations de l'air, les dissipent, & toutes les autres causes proposées en l'un & en l'autre sujet, néanmoins le bâton suit les vestiges, & tourne sur l'eau, comme sur la terre, aprés un jour une semaine, un mois, une année, &

davantage ſans preſcription: cependant il n'eſt point de cauſe, qui ne ſe détruiſe,& qui ne ſoit limitée, point de flux, qui ne periſſe, & qui ne ceſſe, quand il n'eſt pas ſoutenu par une émanation, qui le repare.

La même difficulté ſubſiſte pour les parties fixes, qui ſont moins diſſipables, parce qu'elles ſont cõposées de ſels, qui ne ſe diviſent pas facilement, c'eſt pourquoy elles durent plus long temps, dans les ſujets propres, ou impropres: le ſujet propre eſt celui dans lequel elles ont pris naiſſance; l'impropre eſt celui auquel elles ont été cõmuniquée. Et pour en donner un exemple au meurtre dont il s'agit; le ſujet propre des particules, que l'on croit produire le mouvement du bâton, les agitations, & les défaillances ſont les cadavres juſqu'à leur entiere diſſolution. Le ſujet impropre, & celui où ils ſubſiſtent le moins, c'est la Place où ont été assassinez, ou reposez les corps.

De plus quel embarras de penetrer dans ce mélange confus de causes Phisiques & morales, compliquées dans le même sujet, que l'on ne peut comprendre. Dans le Larrecin la chose volée ne fait que changer de maître, sans corruption, & sans alteration : Le mal punissable que la loy impose à ce crime, est une cause morale : le bâton agit pourtant là-dessus, & il n'y a point de temps, ni de prescription, le bâton tourne aussi bien pour une vieille affaire, que pour une nouvelle.

Ce qui est encore plus particulier & plus surprenant en cette circonstance, est que sur le nombre des meurtriers, ou des voleurs qui peuvent se trouver à son chemin, & en quelqu'autre lieu, y eût-il cent personnes, il ne prendra jamais le change, & sans se tromper il ira immanquablement à celui qu'il a commencé de poursuivre, sans s'arrêter aux autres, qui sont peut-être plus criminels.

Parmi plusieurs femmes grosses, mariées, & vertueuses le bâton n'a aucun mouvement, & il tourne sur la femme débauchée. La premiere épreuve en ce sujet a été faite en presence du Curé de l'homme du bâton, qui lui commanda de le porter sur un nombre de femmes, où celle qu'il soupçonnoit fut découverte par le bâton ; il pousse sa vertu bien plus loin, en cette occasion que l'on ne juge pas à propos de divulguer. La Benediction Nuptiale est quelque chose de moral, qui ne doit avoir aucun rapport avec le bâton, dont l'effet est phisique.

On veut qu'il emane un flux des lieux, où le vestige est imprimé : Mais qui le cause ? qui le determine ? qui le fait mouvoir ? Qui le repare ? Qui le fait monter contre le bâton ? Ce qui fait le sentiment du vestige, sont les corpuscules fixes, attachez aux lieux, & qui sont destituez d'aptitude à se mouvoir, & des causes, qui les exaltent, & les poussent contre le bâton, pour lui donner le mouvement, & aux humeurs, les agitations dont se sent travaillé cet homme, quand il presente le bâton sur la place où l'on a commis le crime.

Si parmi tant d'oppositions & de difficultez, on peut suivre un parti, il faut agir sur ce principe, que le chien cherche le vestige, & le vestige ne cherche pas le chien, il y a donc plus d'apparẽce de croire que les vestiges du meurtrier, ou du voleur ne communiquent aucun flux sur la terre, & sur l'eau, puisque ces mêmes vestiges ne font composés, que de parties fixes, qui n'agissent pas d'elles-mémes, le mouvement du bâron part donc plûtôt des esprits, ou des corpuscules, qui sortent de celui qui le porte, lesquels étant répandus, & modifiez sur les vestiges qu'ils rencontrent, par un mouvement de réflexion, ou de circulation, que l'on observe dans l'Aiman, dans les purgatifs, & dans toutes les autres operations des corps naturels, retournent à leur principe, & communiquent aux corps d'où ils sont partis, & au bâton, le mouvement, & les autres affections, comme nous allons voir dans la suite.

Pour expliquer plus clairement cette proposition, il faut convenir, qu'il n'est point de corps dont il ne parte incessamment quelque flux, ou une éffusion de particules, qui se communiquent dans l'étendüe de la ſphere de leur activité aux autres corps, qui les approchent, & par ce mouvement de reflexion, qui eſt veritable, (car autrement l'aiman n'attireroit pas le Fer, & les purgatifs les humeurs peccantes,) ils rapportent les bonnes, ou les mauvaiſes qualitez, qu'ils ont contracté par une modification nouvelle, laquelle fait non ſeulement mouvoir le bâton, mais encore agite les corps, fait fermenter les humeurs, cauſe la déffaillance, la ſimpathie, l'antipathie, la convenance, ou la diſconvenance.

Il y a plus de raiſon de croire, que le flux parte du corps vivant, que des veſtiges imprimez dãs l'air ſur l'eau, ſur la terre, ſur la pierre, & ſur le bois, auſquels il ne reſte plus de mobile, ny du volatil, mais ſeulement du fixe, qui recoit, altere & modifie le flux du corps animé ; & pour le communiquer plus efficacement, il faut toucher le lieu, ou la chofe avec le pied, afin d'unir, & de porter le flux, ou les corpufcules fur une partie déterminée : fi bien que la cuiffe, la jambe, & le pied, qui touchent, ne fervent que de canal à ces corpufcules.

L'effet du bâton fur les eaux a fes raifons, quoy qu'on aye grand fujet de dire, que les veftiges, & les impreffions faites dans l'air, font diffipées par les vents impetueux, qui les difperfent, & les divifent tellement, que le bâton ne devroit avoir aucun mouvement fur les eaux.

On voit neanmoins plufieurs exemples, qui nous perfuadent, qu'il y a des impreffions, & des affections dans l'air, que les vents ne peuvent changer, ni détruire: celle de la Bouffole, ou de l'aiguille aymantée, qui tend incessamment à son pole, par un enchainement de corpuscules, qui font cette liaison, que la violence des vents ne peut détruire, en est une preuve convaincante: car s'ils y aportoient le moindre changement, l'aiguille cesseroit de se tourner du côté de son pole, ou son mouvement suivroit celui des vents, qui romproiẽt l'union des corpuscules, ou feroient varier l'aiguille, ce que l'on n'a iamais veû.

L'Iris, ou l'Arc-en-ciel, est une affection dans l'air, dont ie n'entreprens pas l'explication, non plus que des autres, qui ne paroit jamais qu'au milieu des tempêtes, & des vents impetueux, cependãt ils ne le chãgent pas, & il subsiste dans l'air sans sortir de sa situation, jusque ce que les dispositions, qui le faisoient naître finissent. Cet exemple est considerable.

Quand nous voyons quelque

objet proche, ou éloigné, son Image se porte dans l'air jusqu'aux yeux par une infinité de rayons, qui se terminent en pointe piramidale, & font la vision par l'union de ses rayons Cette émission est une affection dans l'air, que les vents ne peuvent diviser, confondre, ni détruire, pas même ébranler, parceque nous verrions chanceler, & mouvoir les objets par le mouvement des rayons ébranlez, quand il fait grand vent, ce qui n'arrive pas, car la veüe des objets, est aussi fixe dans la tempête, que dans le calme.

Que l'on en tire les consequences que l'on voudra, que l'on dise que la lumiere n'est pas un corps, que les couleurs de l'Iris, & les especes portées, ou répanduës des objets dans les yeux, sont immaterielles ; on répond que tout ce qui est sublunaire est materiel, plus ou moins. Il n'y a dans ce bas monde, que l'ame raisonnable, qui soit immaterielle, incorruptible, & immortelle.

La cause morale a ses raisons aussi bien que les vestiges, & les impressions de l'air, causées par les meurtriers, & par les voleurs. Il y a trop de liaison entre l'ame & le corps, pour ne pas juger, que les mouvemens de la partie superieure, ou de nos passions, causent des changemens, & des alterations extraordinaires dans le temperament & la constitution naturelle des corps.

La femme, ou la fille, qui s'abandonne, & favorise celui, qui la seduit, ne le fait que par des sentimens de volupté, ou d'interest, l'un & l'autre excitent d'étranges revolutions, & de grands changemens dans le temperament d'une personne, qui vit en

crainte

crainte d'être découverte, où divulguée, par la mauvaise conduite d'un indiscret, & d'un perfide, ou par d'autres malheurs plus dangereux.

Tous ces mouvemens, qui troublent incessamment le repos d'un esprit agité, par l'effet d'une passion aussi violente, changent tellement la disposition naturelle des organes, des humeurs, & des esprits, que la cause, que nous croyons morale dévient cause phisique, par l'alteration qu'elle produit dans les corps, qui en ressentent la violence, change la figure des corpuscules, & leur aptitude ordinaire; c'est la raison pour laquelle, ils se meuvent si diversement, suivant les causes, qui les agitent, & donnent de la sensibilité au bâton par les raisons que j'ay remarqué cy-dessus.

Quoyque la chose volée ne fasſé que changer de maître, & que la loy qui en fait un crime, ſemble étre une cauſe morale, néanmoins le vol eſt toûjours ſuivi d'une perplexité, & d'une honte, qui deſarme le plus hardi, quand il ſe voit ſurpris, & charge de confuſion le plus éffronté. C'eſt pourquoy la crainte ſuccede à la honte; & produit un ſi grand trouble dans les humeurs, & dans les eſprits, que l'on peut dire veritablement, que la cauſe morale dévient cauſe phiſique, par les alterations, qui ſurviennent, & change de même la diſpoſition naturelle des corpuſcules, & des eſprits, devenus ſenſibles au bâton, comme tant d'autres cauſes.

Il eſt fort neceſſaire d'avancer toutes ces propoſitions, pour juſtifier l'effet du bâton ſur les eaux, que l'on croit être naturel, comme ſur la terre, & faire connoître, que les vestiges imprimez dans l'air, que les vents ne détruisent pas, ne sont pas sans exemple, & enfin que la cause morale dévient souvent cause phisique dans la suite.

Mais tout cela ne satisfait pas, puisqu'on n'en sçait pas entierement la cause. Il faut avoüer, qu'il y a des circonstances en cette occasion, comme dans les plus fameuses difficultez de l'Ecole, où toute la Philosophie ne peut penetrer, & la raison se confond. L'esprit de l'homme a beau se flatter d'avoir triomphé par la subtilité de ses raisonnemens, & d'être revenu victorieux des plus étonnantes enigmes de la nature; bien loin de recueillir les fruits de sa victoire, il ne lui reste, que la honte de ne pas connoître son vainqueur.

Multi sunt naturæ effectus adeò

mirabiles ut non nisi admiratione comprehendi, & silentio pondorari possint. Pluthar.

Avoüons donc nostre foiblesse, & disons sur tant de difficultez impenetrables, que si le bâton a quelque mouvement, la cause en est dans celui qui le porte, d'où il faut conclure, que les dispositions naturelles de l'étoile, élevent certains hommes à des vertus surprenantes, parce qu'ils ont esté favorisez des talens, qui ne se trouvent pas dans les autres.

Un fort honnête Ecclesiastique, qui a le don de trouver les eaux, indique sans se manquer avec le bâton, qui lui sert à cette découverte, l'endroit où s'est arresté le corps d'un noyé, nonobstant les vents & la rapidité de l'eau. Ce don est attaché à sa personne par son étoile, le bâton n'y contribue rien.

Qui expliquera comme Moïse se servoit de la verge, ou du bâton pour faire sortir les eaux des rochers ? Cette vertu étoit-elle renfermée dans Moïse, ou dans sa verge ? Il y a plus d'apparence de croire, qu'elle étoit attachée à Moïse, que le Ciel avoit favorisé de ce don particulier, avec tant d'autres qui nous sont connus : la verge dont il se servoit n'étoit qu'un signe exterieur, qui n'avoit d'autre qualité, que celle d'indiquer. Je crois qu'il n'en affectoit aucune, & qu'il auroit produit les mémes effets avec un autre.

Le Patriarche Joseph, auquel Dieu avoit donné la vertu de déviner les secrets les plus cachez, se servoit d'une coupe pour dire, & Prophetizer tant de merveilles, que l'Ecriture a soigneusement recueilli. Ce don n'étoit-il pas renfermé dans lui même, la coupe n'ajoutoit rien aux vertus admirables de ce grand Homme, & les oracles qu'il proferoit, partoient absolument de lui, sans aucun rapport à sa coupe.

Il est aisé de conclure à l'avantage de ce Païsan, que cette rare qualité, que nous admirons en lui, est attachée à sa personne, par son étoile, sans que le bâton y ait aucune part, puisqu'il laisse la liberté à ceux, qui le voient operer, de le choisir, tous lui sont bons, même la paille.

Il est âgé de trente-ans, fort simple, pieux, sage, & honnête, autant qu'un homme de cet état le peut-être. Il est né la nuit du sept, au huit du mois de Septembre, c'est à dire sous le signe de la Vierge. Il faudroit sçavoir le sisteme de sa naissance, principalement le moment, & l'heure, pour juger de la disposition du

Ciel, & des aspects differens, qui composent les influences heureuses, & malheureuses, desquelles naissent tant de rares talens, & de genies, dont nous ne connoissons pas la cause. *Stellarum vires, & influentias nemo nec fefellit, nec novit.* Picus Mirandul.

Les reflexions que l'on a fait sur son talent, pour la découverte des meurtriers, & des voleurs, ont donné lieu à plusieurs personnes de l'imiter, & de faire des épreuves, par lesquelles ils ont reconnu que le bâton produit les mêmes effets entre les mains de ceux, qui ont le don de trouver les eaux. apparement, lorsqu'ils auront cultivé ce beau talent, provenu des dispositions de l'étoile, qui imprime des figures, & des Textures toutes particulieres dans nos corps, ils reüssiront aussi bien que luy, & le justifieront des calomnies que plusieurs mal informez luy imposent.

Il a commencé à chercher des eaux à l'âge de dix ans, & à dix-huit, il a reconnu que son talent étoit d'une plus grande étendüe, & qu'il pouvoit l'appliquer à la découverte des meutriers, des voleurs, & à d'autres usages que j'ay remarquez cy-dessus, qui le rendent fort recommandable.

Son premier coup d'essay fut la découverte d'une femme assassinée, & enterrée, qu'il trouva dans son voisinage, cherchant des eaux, son bâton tourna sur cet endroit particulier avec tant de vehemence, qu'il assura, n'ayant autre pensée que celle de l'eau, qu'elle étoit à trois, ou quatre pieds prez. On creusa d'abord, & au lieu de l'eau, on trouva un corps fusé dans un tonneau, où la corde, qui l'avoit étranglé y étoit encore, & l'on reconnut enfin, qu'il ne pouvoit être que celui d'une femme, qui avoit disparu dépuis quatre mois. Le maître du bâton l'appliqua à tous ceux de la maison ausquels il fut immobile, & tourna avec violence sur le Mari, qui se sauva à l'heure méme, voyãt son crime découvert.

Depuis que les prodiges de la fameuse Baguette, sont venus à la connoissance du public, on a reconnu, que Jacque Aymar n'est pas le seul doüé de ce merveilleux talent, plusieurs particuliers ont le même succés, & font tous les jours aussi bien que luy, des nouveaux essais, & des épreuves, qui surpassent l'émission des corpuscules, & le cours ordinaire des effets naturels. Il faut les voir pour le croire, le nombre en est si grand, qu'il seroit facile de composer sur cette matiere des volumes à l'infini, & de proposer autant d'enigmes à toute la Philosophie, que l'on n'expliquera jamais. Le fait qui suit est des plus surprenans.

Dans une maison de campagne appartenant à l'une des plus considerables Familles de cette Ville, on a volé une quantité de bled, qui a été mis en farine convertie en pain, & cuit au four, avec d'autres pains de different bled. Le bâton tourné sur les pains faits de bled volé, & non pas sur les autres; il a même tourné sur la bouche de celuy qui en mangeoit. Cette experience est d'un jeune homme de qualité âgé de vingt ans, qui pour faire plaisir à ses amis decouvrit les voleurs avec la baguette, il reüssit si parfaitement que rien ne luy échappe.

Ceux qui veulent que l'émission des corpuscules puisse expliquer tous les effets de la baguette, trouveront en cette experience un beau sujet d'exercer les analises, & les explications mechaniques, sur le déplacement, & le dérangement des corpuscules, dans tous les differens changemens de ce bled converti en farine, puis en pain, & cuit au four. Cependant, qu'il reste dans ce sujet une cause, qui n'a pû estre detruite par toutes ces alterations differentes, capable de faire mouvoir la baguette. Ce prodigieux effet passe l'imagination.

Ces dernieres experiences ne sont pas d'une moindre consideration que les autres, puisqu'elles ont fait l'admiration de ceux qui croient ce qu'ils ont veu, & qui ne sont pas d'humeur à nier ce qu'ils ne peuvent comprendre.

On m'a addressé de Grenoble depuis six semaines un jeune

homme, venu des montagnes de Dauphiné, agé de vingt-trois ans, nommé Claude Roux, de Monetié. C'est un Paysan doüé des mêmes talens, que Jacque Aymar, & sans contredit, il le surpasse en plusieurs choses ; car il pousse la vertu de la baguette à un si haut point, qu'il ne luy manque plus que la parole, pour tout dire.

Comme il étoit question de l'épreuver, je le fis entrer dans ma cuisine, où l'on m'avoit volé un gobelet d'argent sur la pierre de l'evie, il y a huit années, Ce jeune homme se mit d'abord en devoir de chercher avec la baguette, dans tous les endroits de ce lieu, & quand il fut sur la pierre de l'evié, où le gobelet avoit été pris, la baguette tourna d'une force extraordinaire, & suivit exactement le chemin, que la personne avoit pris pour se sauver.

Dépuis

Depuis ce temps, la pierre de l'évié a été lavée incessamment, & tellement frotée, qu'il est impossible, que les vestiges, & les corpuscules émanés de part, & d'autre n'ayent été détruis, par la quantité d'eau, que l'on y a versé tous les jours: Neantmoins le bâton a tourné avec tant de force en cette vieille affaire, que les personnes presentes, qui doutoient des effets de la baguette, en furent persuadés avec étonnement.

Qui pourra croire sans l'avoir veu, que le bâton tourne entre les mains de ce Paysan, quand on nomme le voleur, le meurtrier, & d'autres personnes, en des affaires particulieres, qu'il seroit inutile de divulguer. Cette experience a été faite en presence d'un si grand nombre de Sçavans, & de temoins dignes de foy, que l'on n'en peut pas douter. Pour réussir en cette experience, l'on propose plusieurs noms, le Paysan tenant la baguette à la main, qui tourne au moment que l'on commence à proferer celuy dont il est question, & tourné encor, quoyque l'ordre des noms soit changé.

Tous ces prodigieux effets, & tant d'experiences merveilleuses, ne persuadent pas qu'il y ait du sortilege, en toute la conduite de ce jeune homme, ny en celle d'un infinité de personnes, d'une vertu & d'une probité generalement connue, Curés, Prêtres, Religieux, gens du monde, de tout âge, & de tout sexe, qui ont ce talent, & le mettent en usage sans scrupule, persuadés, qu'il n'y a pas plus de mal à chercher les meurtriers, & les voleurs, découvrir les bornes, les tresors, & les autres effets de la baguette, qu'à chercher des eaux, même aprés avoir renoncé au pacte, supposé qu'il y en eût.

C'est encor un' enigme (sans m'éloigner de mon sujet) quoyque fort ordinaire, & commune dans la pratique du monde, que toute la Philosophie ne peut expliquer, non plus que les autres. On ne dira jamais pourquoy le bâton a la vertu de tourner entre les mains de celuy, qui cherche des eaux. Quel rapport, & quelle convenance y a-til entre les eaux prochaines, ou profondes, possible de l'hauteur de quatre à cinq piques, ou davamtage, couvertes d'une terre extremement compacte, & des rochers? Que peut-on dire de l'emission des corpuscules, & de la matiere subtile, sur cette grande difficulté? qui expliquera un effet si peu conforme à la cause qu'on luy attribue.

Mais revenons. I'ay observé

cy-dessus, que les personnes doüées de cette vertu, n'affectent aucun bâton, pour faire leurs experiences, tous leur sont bons. J'ay dit encor, qu'ils naissent avec ce talent, & ne le reconnoissent que par hazard, dans cet esprit de curiosité, qui porte tous les hommes à vouloir faire ce qu'ils admirent en autrui. Il faut ajoûter à cela, que nous voyons un tres-grand nombre de Curieux, qui souhaiteroient avoir pour leur satisfactiõ, ce talent, & ne le peuvent acquerir. que l'on en tire les consequences, que l'on voudra, toutes ces reflexions paroissent fort éloignées du sortilege. Ie m'en rapporte néanmoins à Messieurs les Theologiens plus éclairés en ces difficultés.

Enfin toutes ces questions ouvrent une vaste carriere à toute la Philosophie, & donnent une ample matiere à ceux qui recherchent les occasions de travailler pour la gloire, & de signaler leurs rares talens à la decouverte de toutes ces enigmes impenetrables. Elles sout veritablement si obscures, que tous ces merveilleux effets, nous marquent une Philosophie, & des principes que nous ne connoissons pas. Il faut donc esperer, que ces difficultés donneront de l'emulation aux plus studieux, qui nous apprendront l'explication de ces prodiges, & de plusieurs questions aussi abstruses, où le sage Salomon, qui avoit tout connu, depuis l'Hissope jusques au cedre du Liban, avoüe, n'avoir jamais sçeu penetrer, en ces termes.

Mundum tradidit disputationi eorum, ut non inveniat homo opus quod operatus est Deus, ab initio usque ad finem Ecclesieste 3.

Avoüés, Monſ. que tout ce recit eſt un étrange hiſtoire remplie de faits inoüis, & dignes d'admiration. Ie m'eſtimeray fort heureux, ſi cette relation peut ſatisfaire vôtre Curioſité, & la paſſion que j'ay de vous témoigner, qu'il n'eſt perſonne au monde qui ſoit avec plus de zele, & de reſpect que moy,

MONSIEUR,

Vôtre tres-humble, & tres-obeiſſant ſerviteur,
PANTHOT.

Decouvrir les voleurs, marquer les aſſaſins,
Reconnoître leur route, & les ſuivre à la piſte,
Faire des Acteons une infaillible liſte,
En Amour dire encor, qui fait des Larrecins,
Et qu'aprés un long-temps, on ſente leurs veſtiges,
PANTHOT ces grands effets ont paru des prodiges,
Mais le monde aujourd'huy n'en eſt plus tant ſurpris,
Ils ſont moins ſurprenans que tes doctes Ecrits.

EXTRAIT

D'une Lettre du savant M. Regis, écrite à M. Panthot Doyen du College des Medecins de Lyon, sur le traitté qu'il a composé de la Baguette. Il se prevaut de l'honneur que lui fait M. Regis, parce qu'il juge des choses avec tant d'esprit, de justice, & d'erudiction qu'il est glorieux d'avoir l'approbation d'un si grand homme.

Magnum est laudari à viro laudato.

M. Le tour que vous avés pris dãs l'explication de la Baguette me paroit fort particulier, & tout nouveau personne n'ayant dit avant vous, que le mouvement de la Baguette part des corpuscules de celuy, qui la porte, lesquels étant répandus & modifiés sur les vestiges qu'ils rencontrent, par unmouvement de reflexion, retournent à leur principe, & communiquent au corps dont ils sont partis le mouvement, & les autres affectionst qu'on y observe, cette explication est assuremen toute nouvelle., &c.

Et cependant vous me ferés un singulier plaisir de me communiquer vos nouveautés, je vous assure, Monf qu'il ne tiendra jamais à moy qu'elles ne soient publiées dans le Journal, le plutôt qu'il me sera possible, je suis avec toute sorte d'attachement,

Vostre

A Paris ce 28 Janvier 1693.

APPROBATION

De M. Marquis, Conseiller, & Medecin Ordinaire du Roy, & Ancien Procureur Syndic du College des Medecins de Lyon.

LE meurtre commis à Lyon l'année derniere, & découvert par l'effet de la Baguette, a causé tant de surprise, & d'étonnement dans le monde, que plusieurs Sçavâs ont voulu chercher la cause de ces prodiges, dans l'ancienne, & dans la nouvelle Philosophie. M. Panthot Doyen du College des Medecins de Lyon a esté le premier, qui a rompu la glace, & frayé le chemin de toutes ces difficultés aux autres, qui ont voulu écrire sur ce suiet. Il la fait avec tant d'éxactitude & d'érudiction, que ceux, qui l'ont suivi dans cette recherche, n'ont rien avancé, qui ne soit renfermé dan le Traitté, qu'il en a donné au public. La lecture en est utile, & agreable non, seulement aux Theologiens, & aux Philosophes, mais encor à tous ceux qui aimēt la verité, & qui ne veulent pas confondres le miracle, & la magie avec les effets extraordinaires de la nature. A Lyon ce 8. Mars 1693.

MARQUIS

APPROBATION.

De M. Falconet Conseiller, & Medecin ordinaire du Roy, Professeur aggregé au College de Lyon, honoré par Monseigneur le Chancelier de la commission de lire les Manuscrit, avant qu'on les imprime.

MOnsieur Panthot Conseiller, Medecin ordinaire du Roy, & Doyen du college des Medecins de Lyon, aussi estimé, que connu de tous les sçavans, par son application, a decouvrir ce qu'il y a de plus caché dans la phisique, avec le secours des experiences de mechanique, paroissoit né pour satisfaire la curiosité de Monsieur le premier Medecin sur la baguette, aprés avoir si bien rempli son attente, dans le dernier Traitté qu'il luy dedia sur les Dragons, & sur l'escarboucle. Si elle avoit été proposée pour prix dans l'accademie de ceux qui ont ouvert l'opinion des corpuscules, il y a long temps qu'ell'auroit été donné dans celle de democrite, mais elle étoit destinée a celuy, qui fait comprendre, même aux dames, avac tant de methode, & de facilité tous les phœnomenes de la baguette, lorsque personne n'entrevoit rien dans les idées de platon, dãs les analitiques d'Aristote, dans les tourbillons de l'eucipe, ny dans ceux, que d'Escartes a retabli, qui nous apprennent coment les corpuscules des emanations, lesquels n'agissent que par l'impression du mouvement, & par les differens caracteres, qui les configurent, produisent les mêmes effets, lorsque ce mouvement n'est plus soutenu, & que leur analisé les a desiguré. Il semble que la nature ayt reservé ce prodige à un tems, ou les cartesiens par une maniere de raisonner methodique, & facile se croient élevés au dessus d'elle, & que lassée de leur orgueil, elle les ait enfin voulu abbaisser au même rang, ou ils avoient abbaisses les peripateticiens, neantmoins on peut dire que M. le Doien à sauvé l'honneur en quelque maniere a ces pretendus inventeurs de la veritable philosophie; car dans le temps, que l'admiration occupoit l'esprit de tout le monde, il a fait le premier ses efforts, pour reduire dans l'ordre de la nature, ce qui en paroissoit si éloigné. comme dans une si grande obscurité les uns recourent à la vertu astrale, quelques autres, & même parmi les plus éclairés soupçonnent un mauvais genie d'être le seul agent, & que sans parler de plusieurs autres sentimens, nous pourrions aussi imaginer une direction des teneurs de Baguette vers les voleurs & les assassins, pareille à celle de l'éguille de la boussole vers son pole; il semble que M. le Doyen ait tout prevenu, en assignant des causes, & dans les corps celestes, & dãs les Sublunaires: il y auroit de la temerité à vouloir en exclure aucune, jusques à ce que nous ayõs des demõstrations, ou plûtôt des revelatiõs de la veritable, puisque M. le Doyen. lui même, en parfaitemẽt habile hõme suspend son jugement. Il devroit être pourtant tres-satisfait de l'explication qu'il donne de la maniere d'agir des Sublunaires, & les Sçavans ne peuvent trop le loüer du tour ingenieux, qu'il prend pour ne point donner d'atteinte aux loix du mouvement, ni a celles de l'alteration & de la decomposition des corps, lesquelles, sur tout ces dernieres (Si ce n'est dans le Sisteme des Atomes d'Epicure) paroissent impossibles a concilier avec les faits expliqués, dans l'Hypothese Cartesiene de la divisibilité de la matiere. A Lyon ce 12. Mars. 1693.

FALCONET.

APPROBATION

De M. Choade Docteur de la Maison, & Societé de Sorbonne, Custode de St. Croix, en l'Eglise de Lyon.

LA Dissertation que Monf. Panthot Doyen du College des Medecins de Lyon a composé, sur la vertu de la Baguette, a trois avantages singuliers, l'un d'avoir devancé toutes les autres, de leur avoir servi de guide, & de modelle, d'avoir remué le Ciel, & la Terre, l'Etoile, & les Corpuscules, pour expliquer un evenement si extraordinaire, & si peu attendu. L'autre d'avoir les beautés les graces, & ces Caracteres Lumineux, qui plaisent, & qui instruisent. Le dernier est d'avoir merité l'Eloge, non seulement du fameux M. Regis, mais aussi des Lettres d'estime, & de consideration des personnes de marque autant distingués par leur capacité, que par leur rang, & particulierement de M. le premier Medecin.

Qui nihil in vita nisi laudandum, aut fecit, aut dixit, aut scripsit, aut sensit. A Lyon ce 12 Mars. 1693. CHOADE.